I0059645

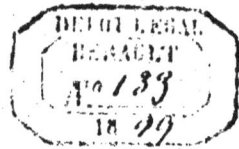

DÉPÔT LÉGAL
HÉRAULT
No 133
18 99

CONTRIBUTION A L'ÉTUDE

DES

TROUBLES MENSTRUELS

DANS

LA FIÈVRE TYPHOÏDE

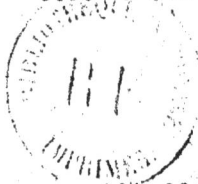

PAR

Mme Vénéta GEORGIÉVA

DOCTEUR EN MÉDECINE

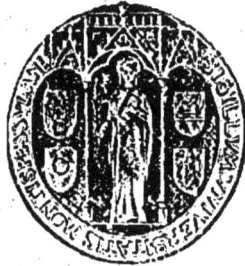

MONTPELLIER

IMPRIMERIE GUSTAVE FIRMIN ET MONTANE

Rue Ferdinand-Fabre et Quai du Verdanson

—

1899

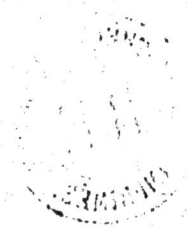

CONTRIBUTION A L'ÉTUDE

DES

TROUBLES MENSTRUELS

DANS

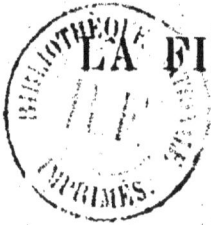

LA FIÈVRE TYPHOÏDE

PAR

Mlle Vénéta GEORGIÉVA

DOCTEUR EN MÉDECINE

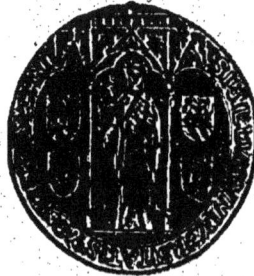

MONTPELLIER
IMPRIMERIE Gustave FIRMIN et MONTANE
(Rue Ferdinand-Fabre et Quai du Verdanson)
—
1899

A MON PÈRE ET A MA MÈRE

Hommage d'éternelle affection.

A MES FRÈRES

A MES SOEURS

A M. LE PROFESSEUR CARRIEU

Hommage de sincère reconnaissance.

V. GEORGIÉVA.

AVANT-PROPOS

La menstruation a, de tout temps, et, nous pouvons le dire, surtout dans les temps anciens, provoqué la curiosité et mis à l'épreuve la sagacité des médecins. Ses troubles dans les différentes maladies ont été notés dès le début de l'art médical, mais c'est surtout depuis que la physiologie de la menstruation est bien connue qu'on a pu étudier scientifiquement les relations qui existent entre les troubles menstruels et l'apparition ou l'évolution des différentes maladies.

Les travaux à ce sujet sont cependant peu nombreux encore, et la critique générale qu'on peut leur faire, c'est qu'ils ne sont pas basés (nous faisons toutefois exception pour deux ou trois mémoires) sur des faits bien observés, disons le mot, sur des observations bien prises. Ainsi, c'est à peine si, pour le côté particulier de la question que nous nous proposons d'étudier, c'est-à-dire les troubles menstruels dans la dothiénentérie seule, nous avons pu réunir une vingtaine d'observations cliniques suffisamment complètes pour nous permettre d'en tirer des conclusions fermes.

Parmi ces observations, quatre ont été recueillies dans le service de M. le professeur Carrieu, qui nous a fait l'honneur d'accepter la présidence de notre thèse. Nous ne pouvons trop remercier cet éminent Maître de la bienveillance dont il a toujours fait preuve à notre égard, et des nombreux conseils et encouragements qu'ils nous a prodigués. A son école, nous avons appris à interroger, ausculter, soigner les malades ;

nous avons puisé ces notions claires et précises de pathologie, qui nous seront si utiles dans notre future clientèle. Nous
n'oublierons jamais non plus avec quel dévouement nous
avons été soignée par ce Maître et nous le prions d'accepter
ici l'expression de notre éternelle et sincère gratitude.

Pendant toute la durée de nos études, nous avons suivi et
écouté tous les Maîtres de la Faculté de Montpellier ; tous
nous ont également témoigné le plus bienveillant intérêt. Nous
leur adressons nos plus vifs remerciements.

Enfin, au moment de quitter, peut-être pour toujours, cette
noble terre de France, qui est devenue pour nous une seconde
patrie, nous ne pouvons nous empêcher de penser à tous
ceux qui ont contribué à nous en rendre le séjour agréable,
à tous ces amis qui nous ont guidée et soutenue de leurs
conseils ; qu'ils soient assurés de notre sincère reconnaissance.

CONTRIBUTION A L'ÉTUDE
DES
TROUBLES MENSTRUELS
DANS
LA FIÈVRE TYPHOÏDE

I

INTRODUCTION ET HISTORIQUE

Depuis les débuts de l'histoire de la médecine, on connaît les troubles menstruels dans les maladies aiguës fébriles. Hippocrate, le premier, ce grand observateur de la nature, racontant l'épidémie de Thasos pendant laquelle les hémorragies étaient fréquentes, écrit que « chez la plupart des femmes, les règles apparaissaient pendant le cours de ces fièvres, et, chez beaucoup de jeunes vierges, elles venaient alors pour la première fois. Quelques-unes eurent à la fois une épistaxis et leurs règles.... Toutes les femmes enceintes que j'ai connues avortaient quand elles tombaient malades ».

En 1758, Boucher observa la métrorragie comme symptôme habituel d'une fièvre bilieuse qui régnait épidémiquement à Lille.

Stoll a signalé la même influence sur l'utérus, en décrivant la constitution épidémique et bilieuse d'avril 1778, mois qui fut très chaud ; les règles duraient plus que d'habitude et même plusieurs semaines.

Finck dit que, dans l'épidémie de Tecklembourg, les menstrues surtout subissaient l'influence de l'affection bilieuse ; tantôt elles étaient supprimées, tantôt elles étaient augmentées ou avançaient.

J.-P. Franck dit : « L'avortement, l'hémorragie utérine peuvent dépendre d'une fièvre intermittente pernicieuse ; d'une fièvre continue nerveuse, simple ou compliquée avec un exanthème tel que la variole, la rougeole, la scarlatine, la miliaire, les pétéchies ».

Dans plusieurs épidémies de suette miliaire, on a observé, comme l'avait fait J.-P Franck, qu'un très grand nombre de femmes avaient leurs menstrues pendant la fièvre. Dans l'épidémie de Coulommiers, MM. Barthez, Guéneau de Mussy et Landouzy observèrent que les règles parurent au début et coulèrent comme d'habitude chez quelques femmes, une fois avec anticipation ; chez d'autres, un retard amena des accidents qui cédèrent sous l'influence de moyens qui rappelèrent les règles.

En 1842, Brierre de Boismont étudie, dans son *Traité de la menstruation*, l'influence des maladies aiguës sur les règles. D'Heurle, en 1847, fait sa thèse inaugurale sur l'apparition de la menstruation pendant le cours des maladies aiguës. Enfin, avec le *Mémoire* d'Hérard, en 1852, sur l'influence des maladies aiguës fébriles sur les règles et réciproquement, nous entrons dans la période vraiment scientifique de cette étude basée sur des observations bien suivies, complétées souvent par des autopsies. A partir de cette époque, on trouve déjà plusieurs cas de troubles menstruels signalés dans la fièvre typhoïde. Gubler, en signale, en 1862, dans son *Étude sur les épistaxis utérines simulant les règles au début des pyrexies et des phlegmasies*. De son côté, Raciborski, en 1868, dans son *Traité de la menstruation*, étudiant les rapports des maladies aiguës avec la menstruation, rapporte treize cas de fièvre typhoïde dans lesquels il a noté la date d'apparition des règles.

En 1870, Perroud, fait paraître dans le *Lyon-Médical*, une note sur «Les pseudo-menstruations liées aux pyrexies», et dans laquelle il établit une distinction, déjà faite d'ailleurs par Gubler, entre les simples hémorragies utérines, les épistaxis utérines comme les appelait ce dernier, et les hémorragies menstruelles. En 1873, nous trouvons dans la *Gazette obstétricale* de Paris une observation de métrorragies ayant amené la mort chez une typhique tombée malade cinq semaines après un accouchement. Enfin, en 1881, Bartel étudie également la menstruation et les métrorragies dans le typhus, la fièvre typhoïde et la fièvre récurrente.

Depuis cette époque, nous n'avons pas connaissance de travaux ayant trait à cette question. Cela tient, sans doute, à ce que l'on n'attache plus une aussi grande importance aux règles, et que leur apparition dans une maladie fébrile n'est pas en général une contre-indication à tout traitement. Il s'est produit, pour ainsi dire, une sorte de réaction, et l'observation des malades ayant montré aux auteurs que les règles ne paraissaient pas influer beaucoup sur l'évolution des maladies aiguës fébriles, autant les anciens attachaient d'importance à celles-là, autant les auteurs modernes semblent les laisser de côté. Cependant, nous croyons qu'il y a là un facteur assez important de l'évolution de la maladie qu'il serait bon de ne pas négliger.

Nous nous proposons ici de l'étudier dans la dothiénentérie.

Après avoir rappelé sommairement en quoi consiste la menstruation normale et énuméré quelques-unes des nombreuses affections qu'elle peut provoquer par son apparition ou sa disparition, nous chercherons, tout d'abord, quelle est l'influence de la fièvre typhoïde sur les règles à son début, à sa période d'état et à sa période de déclin ; nous comparerons les résultats auxquels nous sommes arrivés par l'étude des diverses observations avec ceux obtenus par les auteurs pour d'autres maladies aiguës fébriles ; ensuite nous chercherons si, à leur tour, les règles exercent une influence sur l'évolution de la fièvre typhoïde et quelle est cette influence. Enfin, nous énumèrerons, dans un court chapitre, les indications thérapeutiques qui découleront de cette étude, que termineront nos conclusions.

II

MENSTRUATION NORMALE

La menstruation est une fonction de la vie génitale de la femme, qui se reproduit périodiquement, à peu près chaque mois : elle se manifeste par un ensemble de phénomènes dont le plus apparent consiste dans un écoulement de sang qui, de l'utérus et peut-être de la trompe, arrive dans le vagin et au niveau de la vulve.

On donne à cet écoulement différentes dénominations qui rappellent la périodicité, et dont les plus employées sont les suivantes : mois, règles, menstrues, époques, ordinaires, flux cataménial.

La menstruation s'accompagne de phénomènes généraux qui portent sur tous les organes de la génération, et de phénomènes locaux. L'époque de sa première apparition varie avec le climat, la race et l'état social de la femme. En général, dans nos pays, c'est entre 14 et 15 ans que la menstruation s'établit. Elle se fait tantôt d'emblée et sans phénomènes précurseurs, tantôt, et souvent, après une série d'efforts qui se reproduisent pendant plusieurs mois. Les jeunes filles se plaignent alors d'éprouver des pesanteurs dans le bas-ventre, des douleurs dans les seins, dans les cuisses, des coliques, du ballonnement, du gonflement du ventre et une certaine sensibilité des reins. Quelques mucosités, sécrétées par l'utérus, s'écoulent par la vulve, puis, après une durée de quelques jours, tout se calme.

Une fois établie, la menstruation se renouvelle, en général, tous les mois, comme nous l'avons dit, quelquefois toutes les trois semaines ou tous les quinze jours.

A ce moment, l'appareil vasculaire de l'utérus est très fortement injecté par une quantité considérable de sang. Rouget assigne aux faisceaux musculaires qui englobent le système vasculaire de l'utérus et de ses annexes le rôle suivant : sous l'influence d'une excitation venue, comme on l'admet généralement, d'un follicule de Graaf, ou, comme le veut Lawson Tait, de la trompe, ces faisceaux musculaires se contractent et compriment les vaisseaux. Or, les veines, les sinus à parois minces se laissent étrangler, tandis que les parois artérielles, plus épaisses, résistent et demeurent perméables au sang. La circulation en retour est donc entravée. Il en résulte une congestion intense de l'utérus et, en particulier, de sa muqueuse. Celle-ci se boursoufle, se plisse, ses capillaires se rompent et l'hémorragie se produit.

Le sang menstruel provient donc de l'utérus : sur ce point, tous les auteurs sont d'accord. Ses caractères physiques sont les suivants : au commencement et à la fin des règles, le sang est un peu poisseux. Sa couleur varie. Parfois, l'écoulement est d'emblée constitué par du sang pur, de couleur foncée, veineuse. D'autres fois, l'écoulement est d'abord rosé, puis devient de plus en plus foncé pour pâlir vers la fin en même temps qu'il se tarit. La coloration varie beaucoup, d'ailleurs, avec l'état de santé général. L'écoulement a une odeur particulière, quelquefois extrêmement forte et désagréable, que l'on a comparée à celle de la fleur du souci.

L'écoulement menstruel, examiné au microscope, est composé de globules rouges, de globules blancs, de cellules épithéliales, venant de l'utérus et du vagin, qui nagent dans un liquide en partie formé par les liquides sécrétés par les organes génitaux. Le sang menstruel, contrairement à l'opinion ancienne, se coagule lorsqu'on l'empêche de se mélanger aux sécrétions acides du vagin. Retenu dans l'utérus, ou versé en grande abondance, il se coagule parfaitement. La quantité de sang perdu est à peu près la même chaque fois pour une même femme, mais elle varie beaucoup d'un sujet à l'autre. Elle est, en moyenne, de 200 à 250 grammes. Peu abondant le premier jour, l'écoulement augmente et atteint son maximum le troisième ou quatrième jour, puis il diminue peu à peu. Parfois continu, d'autres fois intermittent, il subit des variations sous l'influence de la marche, de la fatigue, du froid et même du coït.

Nous ne nous attarderons pas sur le fait de savoir si la muqueuse de l'utérus tombe en totalité ou en partie au moment de la menstruation; d'ailleurs, les auteurs sont loin d'être d'accord sur ce point. Pour Williams, toute la muqueuse se renouvelle, tandis que pour Kundrat, Engelmann et Léopold, il n'y aurait que la partie la plus superficielle de cette muqueuse qui disparaîtrait. D'après Moricke et de Sinéty, aucune partie de la muqueuse n'est éliminée.

Quant aux rapports de la menstruation et de l'ovulation, nombreuses sont les théories édifiées sur cette question. Nous nous bornerons à citer la théorie classique, qui admet que : 1° l'ovulation se traduit extérieurement par la menstruation ; 2° la déchirure de l'ovule se fait ordinairement à la fin de l'écoulement cataménial; ordinairement, l'œuf fécondé est celui qui a été mis en liberté lors de la dernière menstruation.

III

INFLUENCE DES TROUBLES MENSTRUELS
SUR LA PRODUCTION DE DIFFÉRENTES AFFECTIONS
ET RÉCIPROQUEMENT

Nous venons d'indiquer rapidement en quoi consiste la menstruation : nous avons vu qu'elle existe pendant une grande partie de la vie de la femme, entre 15 et 45 ans en moyenne. A ces deux dates, se produisent des troubles plus ou moins profonds dans l'organisme féminin et les cas de maladies nerveuses, de névroses apparaissant à la puberté, apparaissant ou disparaissant à la ménopause ne sont pas rares. Mais ce n'est pas seulement au moment de la puberté ou à celui de la ménopause que peuvent apparaître des troubles nerveux ; pendant toute la durée de la vie génitale, la femme y est plus ou moins exposée à chaque époque menstruelle. On sait combien sont fréquentes les migraines, les névralgies diverses à ce moment, et combien sont nombreuses les femmes qui doivent passer périodiquement par ces épreuves. Ce sont encore là les moindres ; on a cité, en effet, des cas où des attaques d'épilepsie, des accès de manie aiguë se produisaient au moment des règles. Mais si le système nerveux est particulièrement sensible aux troubles menstruels, il n'est pas le seul à être impressionné par eux ; tous les organes, tous les tissus peuvent subir le contre-coup des déviations des fonctions génitales. Les hémorragies supplémentaires venant remplacer les règles absentes sont d'une fréquence extrême, et se font par les endroits du corps les plus divers et les plus inattendus ; par une plaie du doigt, par le conduit auditif externe, pour ne citer que ces deux exemples.

Il ne s'agit là, il est vrai, que d'un changement de place de l'hémorragie menstruelle sans grand dommage pour l'économie ; mais d'autres fois, ces troubles menstruels s'accompagnent de phénomènes pathologiques assez accusés. Les voies digestives sont des plus fréquemment atteintes. Du côté du foie on a noté de l'ictère périodique, des accès de colique hépatique, étudiés par Chéron dans sa thèse sur « les désordres graves des fonctions biliaires causés par la suppression brusque et la rétention des règles ». Les poumons peuvent être atteints d'une congestion intense amenant des hémoptysies et favorisant singulièrement l'envahissement de ces organes par les germes pathogènes. Le corps thyroïde a été souvent influencé par l'arrêt brusque des règles, et Parnet rapporte plusieurs cas de thyroïdites aiguës à la suite de l'arrêt de la menstruation.

Comme on le voit, les tissus parenchymateux, le tissu glandulaire en particulier, subissent souvent le contre-coup des troubles menstruels. Il en est de même pour le tissu conjonctif, pour le tissu cellulaire sous-cutané qui peut se laisser infiltrer, envahir par les microorganismes de la suppuration et donner lieu ainsi à un véritable érysipèle, qui présente ceci de particulier, de se produire chaque fois que les menstrues font défaut.

S'il en est ainsi pour une partie de l'organisme, pour un organe pris à part, les mêmes influences ne peuvent-elles pas se manifester lorsque tout l'organisme est envahi par une infection quelconque ? Assurément oui, et déjà pas mal d'auteurs se sont occupés de savoir quel rôle jouait la menstruation dans les maladies chroniques, comme la tuberculose, dans les maladies aiguës fébriles, comme la variole, la rougeole, le rhuma-

tisme articulaire aigu, le zona fébrile, etc. Brierre de Boismont, dans son *Traité de la menstruation*, Hérard, dans son
*Mémoire sur l'influence des maladies aiguës fébriles sur les
règles et réciproquement*, Raciborski, Gubler, Feugier, Perroud
et d'autres encore, se sont efforcés d'élucider cette question.
Nous pourrions dès maintenant étudier leurs travaux et discuter
leurs différentes conclusions. Nous préférons, puisque nous
nous plaçons spécialement au point de vue de la fièvre typhoïde,
décrire les diverses modifications que cette maladie apporte,
suivant ses différents stades à la menstruation et, réciproquement, l'influence que cette dernière exerce sur l'évolution de
la dothiénentérie, en suivant le plan que nous nous sommes
déjà tracé. Nous mettrons dans un court parallèle les résultats
auxquels sont arrivés les différents auteurs pour d'autres
maladies aiguës fébriles, en particulier pour la variole qui a surtout été étudiée à ce point de vue.

IV

INFLUENCE DE LA FIÈVRE TYPHOÏDE
SUR LES RÈGLES

Période de début. — Dans la période de début, l'influence de la dothiénentérie sur les règles se manifeste de plusieurs manières :

1° La malade peut être sur le point d'être menstruée, et alors, non seulement la menstruation a lieu, mais elle avance, c'est-à-dire qu'elle se produit plusieurs jours avant son temps accoutumé. Trois fois, nous dit Hérard, sur 36 cas de fièvre typhoïde, cette maladie a déterminé une avance d'une semaine. Cette menstruation avancée doit être rare, car nous ne la retrouvons ni dans d'autres auteurs, ni dans nos observations ;

2° Il peut se produire des métrorragies simples, des épistaxis utérines, comme les appelle Gubler, qui a, le premier, attiré l'attention sur elles. Celles-ci sont assez fréquentes. Nous en trouvons déjà deux exemples dans le mémoire de Gubler (in *Mémoires de la Société de biologie,* t. IV), que nous avons rapportées dans ce travail (obs. I et II.) Dans le premier cas, la métrorragie du début, malgré sa longue durée de 7 jours, n'empêcha pas, 2 jours après sa terminaison, les règles de survenir à leur époque habituelle. Le second cas, beaucoup plus intéressant, puisque l'autopsie est venue confirmer le diagnostic d'*épistaxis utérines* fait du vivant de la

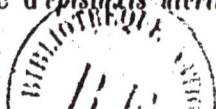

2

malade, nous montre cette hémorragie survenant au quatrième jour de la maladie. La troisième observation de Perroud (obs. III) est également nette à cet égard. « Il y avait une douzaine de jours que ses règles avaient paru quand débuta une fièvre typhoïde, qui devint rapidement grave. La maladie commença assez brusquement par des frissons, de la fièvre, et une céphalalgie très vive ; le second jour, au dire de la malade, les règles reparurent, mais l'hémorragie fut peu abondante et ne fit que marquer... » Chouppe en rapporte un autre cas chez une femme qui avait accouché à 7 mois et demi et dont l'accouchement avait été suivi d'abondantes métrorragies. Celles-ci cessèrent au bout de 15 jours, mais une dothiénentérie s'étant déclarée 5 semaines après, les hémorragies utérines reparurent dès son début, avec une assez grande abondance. Enfin, nous en avons un dernier exemple dans notre observation VIII, prise dans le service de M. le professeur Carrieu, où une épistaxis utérine se produisit 12 jours après la cessation des règles et tout à fait au début de la dothiénentérie ;

3° Nous arrivons aux cas où la menstruation est retardée par l'apparition de la dothiénentérie. L'observation V de Perroud (obs. IV) nous en fournit un exemple d'autant plus instructif, qu'il est complété par l'autopsie. «... Cette femme est réglée d'une manière régulière ; elle n'avait pas eu ses règles depuis un mois et les attendait, quand, au quatrième jour d'une pyrexie encore mal déterminée, elles apparurent et coulèrent comme d'habitude, sans colique et sans douleur lombaire... » A l'autopsie : «... Dans l'ovaire droit, on constata un *corpus luteum* dont l'apparition avait dû coïncider avec la métrorragie de la première période de la pyrexie... » Hérard rapporte seulement 1 cas sur les 36 qu'il a réunis, où la menstruation a été retardée de quelques jours ;

4° La suppression totale de la menstruation, au début de la fièvre typhoïde, est, comme son retard, peu fréquente. Celle-ci

peut être complète, soit sans production d'autres hémorragies
venant la remplacer, soit avec production d'hémorragie supplé-
mentaire, comme une épistaxis, par exemple. Hérard ne rapporte qu'un cas, où la maladie ayant commencé à se déclarer
pendant l'époque menstruelle, les règles se sont arrêtées complètement ; encore, dans ce cas, avaient-elles commencé de
couler. Quant aux hémorragies utérines se produisant au début
de la dothiénentérie et venant remplacer les règles absentes,
nous n'en avons pas trouvé d'exemple ;

5° Enfin, les règles peuvent apparaître à leur époque normale et se faire, comme d'habitude, pendant la période de
début de la fièvre typhoïde ; ce sont les cas de beaucoup les
plus fréquents. Sur les 36 cas d'Hérard, 22 fois l'époque menstruelle a coïncidé avec le début de la maladie, et 22 fois les
règles ont paru. De nos quatre observations, il en est deux où
les règles ont coulé au début de la maladie.

Dans l'une (obs. VI), elles se sont produites le sixième jour ;
dans l'autre (obs. VIII), elles ont coïncidé avec le début, net
dans ce cas, de la dothiénentérie, et, dans ces deux faits, elles
ont présenté leurs caractères habituels.

Voilà donc comment se comporte la fièvre typhoïde à sa
période de début vis-à-vis des règles. On voit que, le plus souvent, celles-ci se produisent normalement. C'est l'opinion de
Bartel, qui dit : « Si la menstruation devait survenir à une
date correspondante aux cinq premiers jours de la maladie,
elle sera comme à l'ordinaire. » C'est aussi celle de Raciborski,
concluant : « Règle générale, toutes les fois que la fièvre
typhoïde débute peu de jours avant l'époque menstruelle,
celle-ci vient et se passe comme de coutume. »

Lorsque les règles sont troublées, elles avancent plus souvent
qu'elles ne retardent. De plus, les hémorragies utérines autres
que les hémorragies menstruelles peuvent se produire au début

de la dothiénentérie; elles constituent les *épistaxis utérines* de Gubler.

En somme, l'action de la fièvre typhoïde, à son début, est semblable à celle des maladies aiguës fébriles en général. L'opin on de tous les auteurs est la même, en effet, sur ce point; ou bien, au début des maladies aiguës fébriles, les règles paraissent comme d'habitude, ou bien elles avancent : « Toutes les maladies aiguës fébriles provoquent, prématurément, le retour du flux menstruel », dit Hérard. « Cette fonction est troublée moins souvent qu'on ne l'a dit. Elle peut avancer ou retarder (plus rarement) de quelques jours, mais elle est rarement supprimée par le fait de la variole », ajoute Obermeier. Les maladies aiguës fébriles peuvent aussi provoquer des épistaxis utérines, comme chez la cinquième malade de Raciborski (*Traité de la menstruation*, p. 448), atteinte de variole et qui eut une métrorragie 10 jours après ses règles, le second jour de l'éruption, ce qui ne l'empêcha pas d'avoir ses règles normales 20 jours plus tard.

Période d'état. — Contrairement à ce qui se passe dans la période de début de la dothiénentérie, les règles sont très souvent supprimées dans la période d'état. Sur les vingt-quatre observations que nous avons consultées directement ou qui font partie des différentes statistiques des auteurs, il n'y en a que six dans lesquelles les règles ou les épistaxis utérines aient apparu plus de huit jours après le début de la maladie. Nous admettons, en effet, comme d'ailleurs tous les auteurs classiques, qu'après le premier septénaire, la maladie entre dans la période d'état. Dans la grande majorité des cas, par conséquent, lorsque les règles doivent survenir pendant la période d'état de la maladie, elles sont supprimées.

Nous ne pouvons nous empêcher de remarquer que, dans la moitié des observations qui font exception à cette règle, la production d'épistaxis utérines antérieurement à l'hémorragie menstruelle, n'empêcha pas cette dernière de se produire. Nous avons rapporté ces trois cas (obs. I, III et V). On peut nous objecter, il est vrai, que ces règles n'étaient elles-mêmes que des épistaxis utérines venant à peu près à l'époque de la menstruation. Nous n'avons pas, malheureusement, de contrôle anatomique pour ces trois cas, car ils se sont tous terminés par la guérison ; cependant, en nous appuyant sur ce fait, que ces hémorragies utérines se sont produites à la date des règles et qu'elles se sont accompagnées des phénomènes sympathiques qu'elles provoquaient ordinairement, il y a beaucoup de chances pour qu'elles fussent vraiment des hémorragies menstruelles. Dans les trois autres cas empruntés à Raciborski, les règles vinrent à leur époque habituelle deux fois, elles furent légèrement retardées une fois ; dans les trois faits elles furent diminuées dans leur quantité.

Quant aux épistaxis utérines survenant seules dans le cours de la dothiénentérie, nous ne possédons que deux cas : le premier, dans l'observation II, rapportée par Gubler, où l'épistaxis survint dix jours après la fin des dernières règles, qui coïncida avec le début de la maladie ; le second, dans l'observation IX, où l'épistaxis se produisit sept jours après le début de la dothiénentérie, qui survint également à la fin de la dernière menstruation. Mais, comme on le voit, c'est à grand peine que nous avons pu réunir quelques cas d'hémorragies utérines simples ou menstruelles pendant la période d'état de la dothiénentérie ; c'est, qu'en effet, cette maladie a le plus souvent pour effet de supprimer toute hémorragie du côté des organes génitaux internes. Cette propriété avait été déjà remarquée par les auteurs. Ils concluent tous de la même façon que Bartel qui étudia la menstruation et les métrorragies dans 172 cas de typhus pétéchial, de fièvre typhoïde et de fièvre récurrente :

« Si la menstruation devait survenir à une date correspon-

dante aux cinq premiers jours de la maladie, elle sera comme
à l'ordinaire ; tombe-t-elle, au contraire, du sixième au qua-
torzième jour de la maladie, elle surviendra encore probable-
ment. Au-delà de ces dates, il y a plus de chances pour qu'elle
soit supprimée. *La suppression a lieu plus souvent dans les cas
de fièvre typhoïde que pour les deux autres maladies* ».

Brierre de Boismont constate de même que les règles dispa-
raissent le plus souvent dans le cours de la dothiénentérie,
et, citant l'opinion d'un auteur contemporain, il ajoute :
« M. Honoré n'a jamais vu les règles couler pendant le temps
des affections typhoïdes ». De son côté, Raciborski, dont nous
avons déjà cité l'opinion à propos des règles dans le début de la
fièvre typhoïde, s'exprime ainsi : « La fièvre typhoïde n'a rien
dans sa nature qui soit précisément contraire à l'ovulation et
à l'hémorragie menstruelle ; mais, à une période avancée de
la maladie, l'une comme l'autre cessent presque toujours ».

Nous avons dit plus haut, en citant l'opinion de Bartel,
que la suppression des règles a lieu plus souvent dans la
dothiénentérie que dans le typhus pétéchial et dans la fièvre
récurrente ; en effet, dans toutes les maladies aiguës fébriles,
la menstruation est beaucoup moins troublée que dans la fièvre
typhoïde. Obermeier constate le fait pour la variole, Hérard,
pour la rougeole et la scarlatine.

Période de terminaison. — Il peut se faire que la menstruation ait eu lieu quelques jours avant le début de la maladie,
de telle sorte que celle-ci soit déjà parvenue à son déclin
quand arrive une nouvelle époque menstruelle. Or, il importe
de savoir si cette époque éprouvera quelque modification.

D'un autre côté, dans le cas où les règles ont paru pendant
les premiers jours de la maladie, nous avons à rechercher ce
qui adviendra aux époques suivantes.

Eh bien ! le résultat est le même dans l'une et dans l'autre hypothèse. Le plus souvent l'écoulement sanguin ne se manifestera pas, et cette aménorrhée secondaire pourra persister un, deux, trois mois, six mois, un an, davantage même ; ordinairement de un à trois mois. Quelquefois les règles paraîtront, mais alors elles auront presque toujours subi une diminution et un appauvrissement marqués.

Ces différences semblent en général dépendre de la nature, de l'intensité, de la longue durée de la maladie, de l'état général de la malade et aussi du traitement mis en usage. Plus les symptômes auront été graves, plus surtout l'affection aura duré longtemps, et plus aussi les menstrues auront de tendance à se supprimer la suppression sera encore plus longue s'il s'agit d'une chlorotique. Dans la fièvre typhoïde, qui est celle des maladies aiguës fébriles où, certainement, ces conditions sont le plus souvent réunies, on conçoit combien souvent les règles doivent être suspendues à la période de terminaison de la maladie, et de fait, nous ne possédons qu'un cas (observation V, prise dans le service de M. le professeur Carrieu) où les règles se soient montrées vers la fin de la maladie, après s'être déjà montrées tout à fait au début. Tous les auteurs sont d'ailleurs unanimes sur ce point. A une période avancée de la maladie, dit Raciborski, l'ovulation et l'hémorragie menstruelle cessent presque toujours.

Il en est de même pour les maladies aiguës fébriles en général ; Brierre de Boismont et Hérard l'avaient déjà noté, et ce dernier disait : « L'époque qui tombe pendant la période décroissante non fébrile de la maladie, ou pendant la convalescence, manque le plus ordinairement, ou bien si elle a lieu, l'écoulement est notablement diminué. Cette différence dans le résultat semble dépendre de la durée de l'affection et du traitement mis en usage. L'aménorrhée secondaire, quelquefois persistante, ne s'observe guère en général plus de un à trois mois. »

Retour des règles. — Comment se fait le retour des règles ainsi suspendues ?

Tantôt elles reviennent d'une façon irrégulière, tantôt elles reprennent leur cours normal et se font aux mêmes jours qu'avant la maladie, ou bien la date du retour de la menstruation ne correspond plus à la date antérieure à la maladie. « Chez une femme, après une aménorrhée de dix mois, le flux se montra aussi régulier et aussi abondant qu'auparavant. Dans un cas, les menstrues ne revinrent qu'au bout de deux ans ; dans un autre, elles diminuèrent et furent plusieurs mois irrégulières » (Brierre de Boismont). Les renseignements à ce sujet sont dans la plupart des cas insuffisants, les malades ayant quitté le plus souvent le service de l'hôpital avant la réapparition des règles.

« Toutefois, dit Hérard, si nous en jugeons par quelques observations, nous estimons qu'il n'y a rien de fixe à cet égard. Nous avons vu des femmes chez lesquelles les règles, supprimées pendant plusieurs mois consécutifs, s'étaient montrées à l'époque accoutumée et, en quelque sorte, jour pour jour. Chez d'autres, la date du retour de la menstruation ne correspondait plus à la date antérieure à la maladie ».

Quant aux malades qui font le sujet de nos observations et qui ont pu être suivies, chez aucune, on n'a remarqué le retour des règles après deux mois de convalescence, mais nous ne pouvons dire si cette aménorrhée a persisté plus longtemps.

V

INFLUENCE DES RÈGLES SUR LA DOTHIÉNENTÉRIE

Nous venons de voir l'influence que la dothiénentérie exer-
çait sur les règles à ses différents stades. Il nous reste maintenant à étudier l'influence que les règles peuvent avoir sur l'é-
volution de cette maladie.

Pour que, d'une étude semblable, on pût tirer des conclusions fermes, il faudrait avoir à sa disposition un nombre assez
considérable d'observations, car toutes celles que nous possédons ou que nous avons consultées ne peuvent nous servir.
En effet, il ne faudrait pas tourner dans un cercle vicieux et
de ce que, par exemple, une fièvre typhoïde a été plus grave
parce que les règles ont apparu à son début, en conclure que
ces dernières ont une influence néfaste sur la maladie. On
pourrait nous faire trop facilement l'objection suivante : c'est
peut-être parce que la maladie a été grave dès le début qu'elle
a provoqué l'apparition des règles ou des épistaxis utérines,
comme elle provoque l'apparition d'autres hémorragies.

C'est pour ne pas avoir fait suffisamment cette distinction que
les auteurs ne sont pas d'accord sur l'influence des règles dans
l'évolution des maladies aiguës en général, de la fièvre typhoïde en particulier, et se contredisent eux-mêmes parfois.
« Lorsque les règles se montraient pendant le cours du mal,
elles aggravaient momentanément les symptômes » dit Brierre
de Boismont en parlant de la dothiénentérie ; et lui-même,

avait écrit déjà : « Quand, au contraire, une maladie aiguë
fébrile marche avec la plus grande intensité vers le summum
de sa période, si les règles surviennent, les symptômes se dis-
sipent souvent tout à coup, et la convalescence s'établit ; mais
lorsqu'elles manquent, il y a fréquemment alors une exaspé-
ration dans les symptômes, une sorte de perturbation ».
D'Heurle dit également à deux endroits différents (p. 21 et 22):
« A une époque plus avancée, le flux utérin influence d'une
manière avantageuse l'intensité et la terminaison de la maladie » ; et : « Au déclin, l'influence des règles est nulle, si elle
n'est pas fâcheuse ». Pour Hérard : « Les règles n'exercent
aucune influence appréciable sur l'issue des affections aiguës
fébriles. La marche et la terminaison en sont les mêmes, que
les menstrues soient supprimées ou qu'elles apparaissent,
qu'elles soient diminuées ou augmentées, qu'elles avancent ou
qu'elles retardent, qu'elles se montrent au début ou à la fin
des maladies, etc... » Pour Niemeyer : « Les pertes sont, au
contraire, le plus souvent, de mauvais augure bien que l'hémorragie ne soit pas très abondante. » D'Heurle, lui, après avoir
comparé le flux menstruel à la saignée bienfaisante, dit dans
un autre endroit en parlant des règles : « Elles affaiblissent
l'économie et lui enlèvent tout son ressort, son activité néces-
saire pour combattre, éliminer les principes nuisibles... » Quant
à Raciborski, il conclut que : « dans les cas où les règles apparaissent chez une malade affectée de fièvre typhoïde, elles
n'impriment aucune influence notable sur la maladie. Qu'elles
viennent au début ou dans une période plus avancée de la
maladie, on ne peut rien en conclure de favorable ni de défa-
vorable pour l'avenir. Dans l'un comme dans l'autre cas, la
fièvre typhoïde poursuit sa marche ordinaire, elle peut guérir
ou se terminer d'une manière funeste. »

En somme, pour résumer toutes ces opinions diverses et
contradictoires, nous pouvons dire que, pour la majorité des

auteurs, les règles n'ont aucune influence sur l'évolution de la fièvre typhoïde.

Conclurons-nous de même après l'examen de nos observations ? Dans nos 7 cas où il s'est produit des hémorragies simples ou menstruelles, ou les deux successivement, la mort est survenue cinq fois, soit une proportion de 70.0/0 environ, ce qui est loin de la mortalité ordinaire de la dothiénentérie qui, à l'heure actuelle, ne dépasse pas 5 à 8 0/0. Plusieurs de ces hémorragies, il est vrai, sont survenues au début de la maladie, et il est possible, comme nous l'avons déjà dit, que la gravité de la maladie ne soit pas l'effet de l'hémorragie, mais que ces deux termes : gravité de la maladie et hémorragie génitale, soient sous la dépendance d'une même cause, celle qui a déterminé l'éclosion de la fièvre. Mais, même dans les cas où, pendant que la maladie suivait son cours normal, les règles ou les épistaxis utérines ont apparu, comme dans les observations V, VI et IX, recueillies dans le service de M. le professeur Carrieu, elles ont provoqué une aggravation de la maladie et, deux fois même, une terminaison funeste. Dans l'observation V, en particulier, où il se produisit des épistaxis utérines et les règles proprement dites à quelques jours d'intervalle, ces hémorragies furent chaque fois suivies d'une élévation de la température et d'une aggravation des symptômes. Par conséquent, nous pouvons conclure que, non seulement les règles, mais même les épistaxis utérines exercent une fâcheuse influence sur l'évolution de la dothiénentérie et assombrissent le pronostic.

VI

INDICATIONS THÉRAPEUTIQUES
FOURNIES
PAR L'APPARITION DES RÈGLES DANS LE COURS
DE LA FIÈVRE TYPHOÏDE

L'apparition des règles ou des épistaxis utérines dans le cours de la fièvre typhoïde donne-t-elle lieu à des indications spéciales ? Les deux seules opinions formulées à ce sujet par les auteurs se trouvent dans Hérard, d'abord, qui s'exprime ainsi dans ses conclusions: « Dans le traitement des affections aiguës fébriles, le médecin doit se préoccuper avant tout de la maladie — Il est extrêmement rare que la menstruation fournisse des indications spéciales — Si les règles sont sur le point de paraître, si même elles ont paru, il faut agir absolument comme si les règles ne dussent pas venir, ou ne fussent pas venues. » Puis, dans Gubler, nous trouvons ces simples mots. « L'art n'aurait à intervenir que si l'hémorragie utérine devenait assez abondante pour constituer une complication.»

Nous nous rangeons complètement à l'avis de ces auteurs ; les métrorragies ne sont pas une contre-indication au traitement par la balnéation, on évitera simplement de donner les bains trop froids pour éviter une constriction trop intense des vaisseaux périphériques et, par suite, une congestion trop prononcée des organes internes. Si l'hémorragie devient inquiétante par sa durée, on la combattra par les hémostatiques à l'intérieur ou les injections sous-cutanées d'ergotine, et si, par son abondance, elle a affaibli la malade, il est un moyen qui, tout en combattant efficacement cette perte sanguine, tendra également à diminuer la fièvre, nous voulons parler des injections, sous-cutanées le plus souvent ou intra-veineuses, de sérum artificiel. C'est une pratique que nous ne saurions trop recommander.

OBSERVATIONS

___

OBSERVATION PREMIÈRE

Fièvre typhoïde. — Métrorragie initiale (épistaxis utérine) débutant dix jours avant l'époque menstruelle et durant sept jours, puis, après deux jours de repos, retour de l'écoulement sanguin (règles) pendant quatre jours. — Guérison (Obs. V. de Gubler)

Marie R..., âgée de 23 ans, entre à l'hôpital Beaujon, salle Sainte-Eulalie, n° 27, service de M. Gubler, le 13 juillet 1858. Cette jeune personne, brune, de constitution moyenne, réglée à 12 ans, n'a jamais été malade, mais toujours sujette à des maux de tête fatigants et à des épistaxis jusqu'à l'établissement des règles.

Difficilement réglée à 12 ans, elle l'a été depuis abondamment et avec douleurs durant les trois premières années. Souvent il n'y avait que quinze jours d'intervalle entre deux menstruations ; son sang a toujours été très coloré, elle a été sujette aux flueurs blanches. Régulièrement menstruée tous les mois depuis l'âge de 15 ans. Elle a eu, à 13 ans, un érysipèle grave et qui lui a parcouru tout le corps. Elle n'a pas fait d'autre maladie, mais toujours elle s'est enrhumée facilement l'hiver, cependant jamais d'hémoptysie.

Elle était maladive, fatiguée depuis huit jours, lorsque, le 9 juillet, elle tomba brusquement malade et se mit au lit avec de la fièvre. Ses règles, qu'elle attendait au plus tôt pour le 19 seulement, parurent, dit-elle, en même temps et durèrent sept jours, c'est-à-dire jusqu'au 16. Elles cessèrent alors complètement pour reparaître le 18, et durant huit jours. Pendant tout ce temps elle n'a jamais saigné du nez.

Lors de son entrée, le 13 juillet, il y avait trois jours que durait la première métrorragie ; la malade était en proie à une fièvre intense, à un abattement profond ; la poitrine était remplie de râles muqueux ; il n'y avait pas de toux.

La fièvre typhoïde a parcouru régulièrement ses périodes. Il y a eu huit jours de diarrhée ; jamais de douleurs abdominales vives.

Le 9 août, elle entre en pleine convalescence. Les sommets offrent quelques sibilances, la respiration y est un peu dure. Dans le reste des poumons il n'y a pas de bruit anormal, mais la résonnance est un peu sourde comme dans la congestion passive.

OBSERVATION II

Fièvre typhoïde ataxique. — Métrorragie initiale. — Epistaxis utérine et expulsion sanguinolente. — Mort le quatrième jour de l'hémorragie, le huitième de la maladie. — Autopsie : corps jaune de trois semaines dans l'ovaire droit. — Aucune trace de corps jaune récent ni dans l'un, ni dans l'autre ovaire. — (Obs. IX, Gubler).

S..., domestique, âgée de 26 ans, entre, le jeudi 30 janvier, à l'hôpital Beaujon, service de M. Lailler, n° 6, salle Sainte-Paule.

Lorsque, le soir de son entrée, nous vîmes la malade, elle avait le regard inintelligent, elle délirait ; il était difficile de la tirer de cet état de subdélirium pour obtenir des réponses aux questions qu'on lui posait. Néanmoins, en attirant son attention par des demandes réitérées, elle sortait de son état et paraissait répondre juste.

C'est ainsi qu'elle nous dit qu'avant sa maladie actuelle, elle avait les pâles couleurs et des dérangements dans ses règles, qui étaient très irrégulières. Elle ne savait pas du tout, et malgré tous nos efforts nous ne pûmes lui faire rappeler l'époque précise de ses dernières règles. Elle éprouvait depuis quelques jours, du malaise et des maux de tête, lorsque, le 26 janvier, elle fut prise de frisson, de fièvre, de douleurs dans les membres et à la nuque. Ce même jour, dimanche 26 janvier, elle eut une métrorragie qui a continué jusqu'à son entrée à l'hôpital, c'est-à-dire pendant quatre jours. Elle ne sait pas si cet écoulement sanguin venait à son époque menstruelle. Ses règles duraient habituellement huit jours ; elle n'a pas saigné du nez, elle a seulement craché un peu de sang, le 29.

30 janvier. — La langue de la malade est très sèche, fendillée, de couleur rouge brun ; les dents sont couvertes de fuliginosités. Ventre ballonné ; on voit une petite tache rosée près de l'ombilic, et l'on constate le gargouillement. Elle se plaint de maux de tête et de diarrhée. Le pouls est très fréquent et petit.

31. — On nous apprend le matin que la malade a déliré toute la nuit et qu'elle a été fort agitée ; qu'elle s'est levée, a crié, est montée sur son lit et a décroché ses rideaux. On lui a mis la camisole de force. Elle délire encore et prononce des paroles incohérentes ; cependant elle parvient, en faisant quelques efforts pour sortir de cet état, à répondre juste. Le pouls est inégal, à 104 pulsations. La langue moins sèche que la veille. Le ventre est ballonné, sans gargouillement ; on voit à sa surface la même tache qu'hier.

(Affusions froides et enveloppement avec drap mouillé).

Râles sibilants dans les poumons. Elle n'a pas eu de perte de sang par l'utérus depuis la veille.

La malade a été lotionnée et enveloppée le matin et le soir, elle a été plus tranquille pendant et après cette médication.

1er février. — A la visite du matin, elle était encore dans son drap mouillé ; elle y paraissait très calme et disait s'y trouver très bien.

Le pouls était à 110. Elle n'avait pas été à la selle depuis 24 heures. Langue sèche et dure, couleur acajou.

(Continuer les affusions et l'enveloppement ; une bouteille d'eau de Sedlitz).

2. — La malade a été plusieurs fois à la selle, elle a été plus calme après son enveloppement, mais elle a toussé pendant la nuit. L'état général tient le milieu et marque le passage entre l'ataxie et l'adynamie ; son délire est tranquille ; elle est absorbée mais peut répondre à ce qu'on lui demande.

Le pouls à 124 ; on constate des soubresauts des tendons à l'avant-bras et à la face. Langue sèche et fuligineuse. Respiration très accélérée (52 inspirations par minute) ; l'auscultation fait entendre des râles ronflants et sibilants. On voit sur le ventre plusieurs taches rosées, dont la plus apparente est celle qui a été notée le jour de l'entrée de la malade à l'hôpital.

(Continuer les affusions et l'enveloppement).

3 février. Mêmes symptômes que la veille. Les taches du ventre, le gargouillement, sont plus apparents. La poitrine, surtout aux sommets et en avant, est pleine de râles. La malade pousse des plaintes à chaque inspiration.

Le délire est calme ; 100 pulsations, 56 inspirations par minute.

(Supprimer l'enveloppement et les affusions. Eau vineuse, potion cordiale).

Morte le 3 février, à 4 heures du soir.

Autopsie le 5 février, à 10 heures du matin.

Le sujet n'est pas amaigri, sans rigidité cadavérique.

Le *cerveau* et les méninges ne présentent rien d'anormal.

Les *poumons* étaient congestionnés inégalement.

L'ouverture de l'*intestin grêle* a présenté la lésion des plaques de Peyer, désignée sous le nom de plaques dures (Louis). Ces plaques étaient hypertrophiées, épaisses et dures, saillantes à la surface muqueuse ; celles qui n'avaient pas subi encore un commencement d'ulcération, possédaient une surface lisse, uniforme, de couleur blanc rosé. La surface extérieure de l'intestin grêle était vasculaire à leur niveau. La muqueuse, ou plutôt la plaque de Peyer participait seule à l'hypertrophie. A mesure qu'on s'éloignait du duodénum pour se rapprocher de la valvule iléo-cœcale, on voyait ces plaques ulcérées dans une étendue plus considérable, et sur la dernière, située à la dernière portion de l'intestin grêle, on voyait des ulcérations irrégulières, qui lui donnaient l'aspect gaufré. Sur toutes les autres, l'ulcération occupait moins de la moitié de la plaque. Les surfaces ulcérées présentaient des bords durs et saillants, irréguliers ; elles étaient, ainsi que les détritus qui les recouvraient, colorées en jaune par le liquide intestinal. En outre des plaques, les follicules isolés de l'intestin grêle formaient de petites tumeurs blanches ou rosées, dures, pointues ou ombiliquées par une ulcération à leur centre. La structure du tissu des plaques ou des follicules isolés était formée par un grand nombre de jeunes éléments, de noyaux de tissu fibroplastique, contenant des granulations peu apparentes sans nucléole. Il y avait aussi des éléments allongés du même tissu contenant un noyau. Les capillaires y étaient extrêmement rares. Il n'y avait pas de globules de pus. Les détritus flottant aux bords de l'ulcération contenaient les mêmes éléments, et en outre des cellules de l'épithélium intestinal, des villosités.

La *rate* était grosse et les ganglions tuméfiés.

La membrane *hymen* parfaitement intacte et résistante.

L'*utérus* était assez volumineux pour une fille vierge ; le col pointu, saillant dans le vagin, son orifice arrondi très régulier. Les annexes étaient dans l'état normal le plus parfait, sans congestion ni sur l'ovaire, ni sur les trompes.

La cavité du corps de l'utérus contenait du sang, mais sa muqueuse était parfaitement normale, sans hypertrophie et sans vascularisation.

Dans l'ovaire droit se trouvait un corps jaune, assez rappro-
ché de la surface, qui présentait une cicatrice blanche, résistante, et organisée au point où s'était effectuée la sortie de
l'œuf. Ce corps jaune était volumineux, aplati, ovalaire, mesu-
rant environ un centimètre et demi dans son plus grand dia-
mètre. Il contenait très peu d'un liquide incolore. Sa cavité ne
renfermait aucun caillot sanguin ou fibrineux qui fût libre et
isolé des parois ; on voyait seulement, comme dernier vestige
de l'apoplexie intravésiculaire, une petite surface oblongue, de
couleur brune. La membrane interne de la vésicule qui formait
les parois de ce corps jaune était épaisse et dure, d'une belle
coloration jaune et plissée dans toute son étendue. Ce corps
jaune, remarquable par sa grosseur, eu égard à la virginité de
cette jeune fille et à l'état de vacuité de l'utérus, éloignait, par
l'état de la cicatrice, par l'épaississement et le plissement de
sa membrane, ainsi que par la résorption du caillot, l'idée
d'une ovulation récente. Il n'y avait pas de trace d'autre corps
jaune, soit dans l'ovaire droit, soit dans le gauche.

OBSERVATION III

Fièvre typhoïde. — Légères métrorragies survenues le second jour et le troisième
jour de la maladie, quinze jours et trois semaines après une menstruation. —
Deux foyers dans les ovaires. — (Perroud. *Lyon-Médical*, 1870, t. V, p. 446).

Catherine Seil..., d'Ambérieux, lingère à Lyon, âgée de
28 ans, entre à l'Hôtel-Dieu, salle Saint-Charles, n° 91, le
19 septembre 1868.

Cette femme, d'une bonne constitution, est réglée habituellement d'une manière irrégulière ; il y avait une douzaine de
jours que ses règles avaient paru quand débuta une fièvre
typhoïde qui devint rapidement très grave, avec ataxo-adyna-
mie, et qui entraîna la mort dans le troisième septénaire.

La maladie commença assez brusquement par des frissons, de la fièvre et une céphalalgie très vive ; le second jour, les règles, au dire de la malade, reparurent, mais l'hémorragie fut peu abondante et ne fit que *marquer* ; vers le huitième jour, l'hémorragie se montra de nouveau mais aussi peu abondante que la première fois ; la malade alors était très accablée, le ventre était un peu ballonné, douloureux dans la fosse iliaque droite ; il y avait un peu de diarrhée, mais pas de taches rosées et pas d'épistaxis, l'état n'était pas très alarmant.

L'hémorragie ne se reproduisit plus.

Nous croyons inutile de transcrire ici tous les détails de l'observation, nous dirons seulement que la fièvre prit bientôt une grande intensité ; les taches rosées se manifestèrent, le ventre se ballonna, la stupeur survint ainsi qu'un délire bruyant la nuit et plus calme dans la journée ; enfin, une pneumonie droite, qui compliqua la maladie, précipita le dénouement fatal qui survint le 1er octobre, au dix-huitième jour de l'affection, seize jours après la première métrorragie, onze jours après la seconde, et enfin trente jours environ après la menstruation qui avait le plus immédiatement précédé le début de la pyrexie.

Autopsie. — Le corps étant réclamé par la famille, les ovaires seuls peuvent être examinés, c'est du reste ce qu'il nous importait le plus d'étudier.

Dans l'ovaire gauche, nous avons trouvé un petit foyer jaunâtre de la grosseur d'un petit noyau de cerise autour duquel le tissu de l'ovaire présentait une petite zone d'un gris noirâtre, seule trace d'un épanchement sanguin antérieur. Ce petit nodule était assurément le vestige d'un corps jaune que l'on pouvait rattacher à la menstruation que la malade accusait une douzaine de jours environ avant le début de sa fièvre et 30 jours à peu près avant sa mort.

Dans l'autre ovaire, une incision pratiquée suivant le grand axe de l'organe découvrit une cavité de la grosseur d'une petite noisette et assez superficielle. A ce niveau, on pouvait constater une cicatrice linéaire, fibreuse et solide sur la membrane péritonéale ; cette cavité contenait un sang noir et fluide dans lequel baignait un petit caillot rouge brique en voie d'évolution rétrograde et déjà d'un certain âge, c'était la trace d'une hémorragie intra-folliculaire antérieure ; la paroi interne de la cavité était un peu épaisse et teinte en rouge sombre par imbibition de l'hématosine.

Cette lésion ovarique nous a paru constituée par une hémorragie de date relativement récente effectuée dans un foyer hémorragique plus ancien, comme si deux épanchements sanguins s'étaient produits à deux époques différentes dans un même follicule de Graaf ; il ne nous répugne pas d'admettre que ces deux épanchements ont pu se faire, l'un au moment de la métrorragie qui survint au second jour de la fièvre, l'autre conjointement avec la légère métrorragie du huitième jour.

Les ovaires présentaient, en outre, une ou deux petites taches noirâtres noyées dans leur parenchyme, reliquat probable de vieux corps jaunes.

OBSERVATION IV

Fièvre typhoïde hémorragique. — Menstruation régulière. — Apparition régulière des règles à l'époque fixée, au quatrième jour de la maladie. — Mort le vingt et unième jour. — Corps jaune modifié dans son évolution sur l'ovaire droit (Perroud).

Louise B..., de Lyon, domestique à Écully, âgée de 23 ans, entre à l'Hôtel-Dieu, salle de la Clinique, n° 8, le 1ᵉʳ novembre 1861.

Cette femme est réglée d'une manière régulière ; elle n'avait pas eu ses règles depuis un mois et les attendait, quand, au quatrième jour d'une pyrexie encore mal déterminée, elles apparurent et coulèrent comme d'habitude pendant trois jours sans

colique et sans douleur lombaire ; la malade avait alors de la
fièvre, une vive céphalalgie avec sensation de brisement
général.

Cet état morbide s'aggrava peu à peu et les signes d'une
fièvre typhoïde adynamique très grave ne tardèrent pas à se
manifester ; la langue se sécha, le ventre se ballonna avec
diarrhée et taches rosées, et la malade tomba dans la stupeur
la plus profonde. Vers le quinzième jour, des épistaxis nasales
très abondantes survinrent et se répétèrent tous les jours d'une
manière si inquiétante, que l'on fut obligé de tamponner les
fosses nasales ; les forces déclinèrent d'une manière plus rapide
encore et la mort survint au vingt et unième jour, le 11 novembre 1861, dix jours après l'entrée à l'hôpital et treize jours
après la métrorragie du début, laquelle ne s'était pas renou-
velée pendant le cours de la maladie.

Autopsie. — Outre les lésions propres à la fièvre typhoïde
et sur lesquelles nous n'insisterons pas, une rate volumineuse,
molle et diffluente, et une hypérémie des principaux viscères,
on trouva dans les veines un sang noir, poisseux, non coagulé,
rougissant très difficilement à l'air, et quelques ecchymoses
sur la face convexe du foie.

Dans l'ovaire droit, on constata un *corpus luteum* dont l'apparition avait dû coïncider avec la métrorragie de la première
période de la pyrexie, qui, par conséquent, devait être âgé de
douze à quinze jours, et dont cependant la régression était peu
avancée. Ce corps jaune avait encore la grosseur d'une petite
noisette ; au centre, on trouvait un caillot cruorique relativement
volumineux et peu transformé ; les parois du follicule était peu
épaissies et peu plissées, colorées en rouge par inhibition de
l'hématosine. La cicatrisation de la déhiscence n'était pas
complète.

OBSERVATION V

(Due à l'obligeance de M. le docteur Pelon, chef de clinique de M. le professeur Carrieu. (Salle Bichat, n° 15.)

Lucie V..., 29 ans, domestique, entrée le 9 octobre 1898.
Pas d'antécédents pathologiques.

Bien réglée. Dernières règles le 1er octobre, à l'époque habituelle. Le début de la maladie remonte à peu près à cette date. La malade, un peu fatiguée, avait de la peine à faire son service. Elle avait mal à la tête, avec quelques vertiges. Cette céphalée persista les jours suivants, en même temps que la lassitude augmenta, et la malade dut s'aliter. Elle avait aussi des bourdonnements d'oreilles. L'appétit disparut complètement et la diarrhée survint deux ou trois jours après. Il n'y a pas eu d'épistaxis.

La malade entra à l'hôpital le 9 octobre, au neuvième jour de la maladie, et quand nous la vîmes pour la première fois, le 17, nous nous trouvâmes en présence d'une dothiénentérie nettement caractérisée, au 17e jour. Les taches rosées avaient apparu le 10 octobre. La malade, très amaigrie, a la langue rôtie et la bouche sèche. Le ventre n'est pas ballonné. La diarrhée est abondante. La température est de 39°2 pour la veille au soir et de 38°7 pour le matin. Le pouls est à 100, un peu dicrote et dépressible.

On continue les trois bains et on prescrit 2 gr. de dermatol en quatre cachets.

19. — La température baisse : 38°8 et 38°7. La diarrhée persiste, abondante.

20. — La malade a ses règles ; cette hémorragie survient avant l'époque ordinaire. — La malade se plaint de mal à la tête. Sur la langue, deux ou trois ulcérations qu'on touchera à l'acide chromique.

22. — La fièvre a un peu augmenté depuis deux jours ; elle tient peut-être à des visites qu'a reçues la malade. Celle-ci est très affaissée. La diarrhée continue. Les règles se sont arrêtées ; le pouls est petit, dépressible. On prescrit :

Teinture de Kola	100 grammes.
Teinture de noix vomique	X gouttes.
Sirop de ratanhia	30 grammes.

23. — La température baisse, 38°, la malade se sent mieux.

25. — Nouvelle élévation thermique depuis deux jours. Avec cela, la malade ne se plaint de rien. La diarrhée est moins forte ; une seule selle. Quatre bains sont ordonnés pour la journée.

27. — La courbe se maintient haute. La malade est plus affaissée. La diarrhée est insignifiante ; pas de toux. Pas de furoncles ni d'abcès. Les bruits du cœur sont bien claqués.

Ajouter un gramme de sulfate de quinine aux cachets de dermatol.

20. — Un peu moins de fièvre ce matin. La malade a un peu déliré dans la nuit.

31. — La température remonte. La malade, au 31me jour de sa maladie, est guérie de sa dothiénentérie ; elle doit faire quelque complication. À l'examen de la poitrine, nous trouvons une submatité légère au sommet gauche avec quelques ronchus et quelques piaulements. — Continuer quatre bains.

1er novembre. — La malade a encore une perte utérine. C'est la troisième fois qu'elle a ses règles. Celles-ci viennent à l'époque ordinaire.

2. — Les règles ont presque cessé. Il y a moins de fièvre. La figure est meilleure. Le pouls est petit et un peu dépressible. Le premier bruit du cœur est sourd, le second est bien claqué.

3. — Les règles se sont arrêtées. La température baisse. La malade se sent mieux. Malgré ce, la langue est sèche, la voix tremblante. Le pouls est petit, rapide, dépressible.

5. — La température remonte encore. La langue est très sèche. Mais il n'y a pas de diarrhée. Le ventre est souple. Depuis longtemps, les taches rosées ont disparu. Au thorax, submatité au sommet gauche, respiration rude, sans expiration prolongée en avant. — En arrière, submatité au sommet droit avec respiration rude et expiration prolongée.

Donner la quinine en injections sous-cutanées.

8. — La quinine n'a pas fait tomber la fièvre. La malade a vomi plusieurs fois, il y a eu trois selles diarrhéiques.

10. — La température tombe un peu. La langue est moins sèche. Il y a peu de diarrhée. Encore un vomissement. Le pouls est bon. — On continue les injections de quinine.

15. — La chute thermique s'accentue.

17. — La température restant à 38°, on remplace la quinine par l'antipyrine que l'on donne à la dose de 1 gr. 50 en 3 cachets.

18. — Température à 36°7. — Pouls excellent.

23. — On avait supprimé l'antipyrine ; aussi la fièvre était-elle revenue. On redonne un gramme d'antipyrine.

25. — Chute thermique. — La langue est bonne, très humide. Il n'y a pas de diarrhée, on commence à alimenter la malade.

3 décembre. — La malade sort, parfaitement guérie. Elle n'a pas eu ses règles le premier décembre.

OBSERVATION VI

(Due à l'obligeance de M. le docteur Pelon, chef de clinique médicale.
Salle Bichat, n° 23).

Dothiénentérie chez une rhumatisante. — Bains à 26-28°. — Tolérance très faible pour les bains. — Mort. — Autopsie.

Marie F..., 27 ans, couturière, mariée.

Antécédents héréditaires. — Nuls.

Antécédents personnels. — Elle a eu, il y a six ans, une bronchite avec quelques légères hémoptysies. N'a pas eu d'enfants, mais a fait une fausse couche suivie de métrite, pour laquelle elle a été traitée et guérie. Elle est sujette aux rhumatismes. Elle a eu cinq fois de la pleurésie. (peut-être sont-ce des pleurites ?)

Maladie actuelle.— Depuis à peu près 20 jours, elle vomissait fréquemment, surtout après ses repas, mais le fait lui arrivant assez souvent, elle n'y avait pas porté grande attention. Seulement, depuis dix jours, elle sent des frissons continuels, la tête lui fait mal, elle a des bourdonnements d'oreilles, ne dort pas la nuit et rêvasse continuellement. Elle n'a pas saigné du nez, mais a eu ses règles, il y a quatre jours, à l'époque habituelle ; elles ont été normales en tout. Depuis le 12, c'est-à-dire depuis trois jours, la diarrhée a apparu. Elle entre à l'hôpital le 15 mai. Température du soir : 39°4.

16 mai. — Facies animé, yeux un peu fixes, hagards. Langue rouge à la pointe, saburrale et sèche sur le milieu et à la base. Trémulations de l'organe quand elle parle. L'abdomen n'est pas ballonné, tout au plus un peu tendu ; il est douloureux à la pression, surtout dans la fosse iliaque droite et à l'épigastre, où cette exploration provoque des nausées. Quelques taches rosées (?)

Poumons. — Aux deux bases quelques râles sous-crépitants avec quelques piaulements ; en somme, hypostase plus marquée à droite. Pas de traces de pleurésie, sauf un peu d'obscurité à gauche et un peu de rudesse respiratoire au sommet.

Cœur. — Premier bruit sourd, peut-être un peu soufflant.

Lait et bouillon glacé, champagne frappé, glace à l'épigastre. Lavement amidonné avec 0 gr. 50 d'acide phénique.

Température 38°8-39°6, Pouls 88.

17 mai. — La malade n'a plus vomi depuis hier. La langue est sèche mais moins rouge. Les selles ont été moins fréquentes et moins abondantes. La douleur est toujours vive dans la fosse iliaque. Les taches rosées sont très nombreuses.

Le cœur a son premier bruit toujours mou, un peu soufflant. La tête fait très mal; elle a eu des cauchemars.

Aux poumons. — A droite et en avant un peu de submatité. A gauche, respiration un peu soufflante, quelques sous-crépitants à la base.

Température, 39°6-40°. Pouls 96.

Bouillon et café.

18. — La malade a bien reposé cette nuit mais sans dormir. La céphalée est violente, elle empêche la malade de bien entendre. La langue s'est dépouillée, la diarrhée a diminué. Les urines sont peu abondantes et troubles. La température montant, on ordonne des bains; malgré les antécédents rhumatismaux, on les donnera presque froids à 28°-25°, et un chaque fois que la température est au-dessous de 39°5.

Les bains sont mal supportés.

Température, 40°2-39°5. Pouls 104.

19. — T. 38°0-39°0. P. 88. Rien de nouveau. Bains à 28°-25° toujours mal supportés.

20. — T. 39°3-40°3. P. 92. Même état.

21. — T. 39°4-40°2. P. 84. A encore vomi hier. Le ventre est douloureux, la langue cependant se dépouille.

Au cœur : Premier bruit un peu soufflant.

Aux poumons : Râles sibilants et ronflants en avant. Râles sibilants et quelques sous-crépitants aux deux bases.

La céphalée s'est calmée.

22. — T. 39°3-40°2. P. 80.

23. — T. 39°4-40°6. P. 96.

24. — T. 39°6-40°4. P. 104. Le malade n'est allée du corps que deux fois et avec lavement.

Cœur : Premier bruit un peu dédoublé.

Poumons : Même signes que le 21.

25. — T. 39°6-39°4. P. 108. Le malade n'est allée du corps qu'une fois.

26. — T. 39°0-39°3. P. 100. La température remonte. Le pouls est plus fréquent.

27. — T. 39°3-39°4. P. 100. La température semble vouloir descendre, la langue est bonne, il n'y a plus de fuliginosités. Après les bains, la réaction se fait mal, la malade ne rougit pas, il semble que les vaso-moteurs soient paralysés.

28. — T. 39°2-39°0. P. 96.

29. — T. 38°8-39°3. P. 90. La température a encore baissé. La langue est assez humide, peu saburrale. Le ventre n'est pas ballonné. Les urines augmentent de volume. La réaction après le bain se fait mieux. La malade a pu dormir cette nuit.

Cœur : Le premier bruit est faible et prolongé.

Poumons : Râles sibilants et ronflants en avant. Sous-crépitants disséminés en arrière.

30. — T. 39°2-39°. P. 82.

31. — T. 38°6-39°3. P. 80.

1er Juin. — T. 39°2-39°8. P. 86. Après ces quelques jours, où la maladie semblait céder, la température remonte encore. La langue est sèche, la diarrhée persiste. La douleur est assez vive dans la fosse iliaque droite. La réaction après les bains se fait mal.

On prescrit : Benzonaphtol, 2 gr. ; quinine, 0 gr. 60.

2. — T. 38°7. P. 90. — Même état qu'hier.

3. — Hier, dans la journée, la malade, dont rien n'annonçait la mort, est prise subitement d'une syncope. Malgré une injection d'éther et de caféine, rien ne la ranime

Autopsie. — L'intestin présente trois ordres de lésions :

1° Des plaques de Peyer cicatrisées ;

2° De petites ulcérations près de la valvule de Bauhin ;

3° L'appendice fortement rouge avec quelques adhérences (explication de la vive douleur dans la fosse iliaque).

Cœur : Absolument dégénéré. Sur le bord libre des valvules, léger degré d'endocardite.

OBSERVATION VII

(Due à l'obligeance de M. le Dr Pelou, chef de clinique médicale. —
Salle Bichat n° 12.)

Maria G..., 24 ans, domestique, entrée le 6 octobre 1898. A toujours été bien réglée.

Dernières règles, le 12 septembre, à l'époque habituelle.

La maladie a débuté le 1er octobre par une épistaxis avec céphalée graduellement croissante. La malade se sentait mal en train, fatiguée. Elle avait de petits frissons le soir. Ces divers symptômes s'accentuèrent et la forcèrent à s'aliter le 5 octobre. Elle entra à l'hôpital le 6 au soir, avec une température de 39°8. Elle avait très mal à la tête, des vertiges, des bourdonnements dans les oreilles. L'appétit avait disparu complètement depuis deux ou trois jours. Il y avait de la diarrhée (4 à 5 selles par 24 heures). La langue était sale, rouge à la pointe. Le ventre, très ballonné, ne présentait pas de taches rosées. Les premières se montrèrent le 10 octobre.

Nous vîmes la malade pour la première fois, le 17. Elle faisait une typhoïde légère, arrivée au dix-huitième jour. La malade n'était pas abattue. La langue était humide. Le ventre, très ballonné, présentait beaucoup de taches rosées. La diarrhée était abondante (5 à 6 selles). La température était à 38°8, mais le pouls, à 115, était petit et dépressible.

La malade n'avait pas eu ses règles le 12 octobre.

On donne quatre bains.

19. — Nous trouvons la malade affaissée. Elle se plaint d'une forte céphalée. La langue est bonne, humide. Le ventre n'est pas douloureux. La diarrhée est abondante. Température à 38°5. On prescrit 2 grammes de dermatol en quatre cachets

21. — Moins de diarrhée. — Nuit bonne. — Pas de céphalée. — Trois bains seulement.

23. — Température de la veille, 39°. — Ce matin, 37°5. — Pouls fort, régulier, non dépressible. — Pas de diarrhée, plus de taches rosées.

25. — La malade va de mieux en mieux. — La chute thermique s'accentue chaque jour. — Deux bains.

27. — Température au-dessous de 37°. — Facies excellent. — Langue bonne. — Demande à manger. — Supprimer les bains. — Potage.

29. — Tout à fait bien. — On augmente la nourriture.

3 mars. — Sort complètement guérie, sans avoir eu ses règles.

OBSERVATION VIII

(Recueillie dans le service de M. le professeur Carrieu. — Salle Bichat, n° 17.)

Sophie A.., 21 ans, ménagère, entrée le 27 juillet 1897.

Pas d'antécédents héréditaires.

La malade est une chloro-anémique qui, à l'auscultation, présente un souffle cardiaque.

Début. — Il y a quinze jours environ, mal à la tête, insomnie.

Elle a eu ses règles le 12 et celles-ci ont réapparu le 24.

Il existe une douleur prononcée dans la fosse iliaque droite, le creux épigastrique est également douloureux.

Pas de taches rosées ; ventre un peu ballonné.

Aux poumons, on note de la congestion de la base, en arrière.

Température, 38°3. — Séro-diagnostic positif.

28 juillet. — T. 39°0 hier soir; 39°1 ce matin. A peu dormi. Pouls 96, mal frappé, dépressible, arrêts de temps en temps, chaque 15 pulsations environ.

Cœur. — Souffle au premier temps à la pointe.

En plein myocarde, faux pas du cœur assez fréquents.

Pas de taches rosées, langue peu sèche, saburrale au centre, rouge à la pointe et sur les bords, lèvres sèches.

Thorax. Matité aux deux bases, obscurité respiratoire aux deux bases. On a donné cinq bains hier. On y ajoute aujourd'hui une injection de caféine et la potion suivante.

Extrait mou de qqa . . . . . . 2 gr.
Teinture de cannelle . . . . . XV gouttes.
Rhum . . . . 30 cc.
Sirop d'écorces d'oranges amères. 60 cc.

29. — T. 39°7-39°1. P. 106. A eu deux selles depuis hier. Ventre ballonné, douloureux à la pression, pas de taches rosées.

Cœur. — Toujours le souffle.

30. — T. 39°8-38°6. — Pouls 104. — Urines rendues: 600 cc. A eu deux selles, se trouve bien; on donne quatre bains.

31. — T. 39°-38°. P. fort, régulier. Deux bains.

1er août. — La malade va de mieux en mieux. La chute de la température s'accentue chaque jour. On supprime les bains.

2. — T. 37°2. Langue bonne, on donne un potage.

3. — Tout à fait bien, on augmente la nourriture.

4. — La malade sort tout à fait guérie, sans avoir eu ses règles.

OBSERVATION IX

(Recueillie dans le service de M. le professeur Carrieu. — Salle Bichat, n° 14.)

Germaine L..., domestique. — N'habite que depuis deux ans Montpellier.

Pas d'antécédents héréditaires.

Début. — Elle a eu ses règles le 10, jusqu'au 13. Elle s'est sentie fatiguée le 12 et s'est alitée le 13. Elle rentre à l'hôpital le 17 juillet. Avant sa maladie actuelle la malade était bien portante. Le début de l'affection a été marqué par une sensation de brisement général, par de la perte d'appétit, de la diarrhée. Pas de nausées. Pas d'épistaxis. Bourdonnements dans les oreilles, diplopie par moments, insomnie.

Etat actuel. — Insomnie, cauchemars. Langue sèche, rouge, rôtie.

Ventre volumineux. Beaucoup de diarrhée. Gargouillement dans la fosse iliaque droite. Douleur dans le flanc gauche où la rate ne peut se sentir à la percussion. Taches rosées peu apparentes.

Epistaxis utérine hier au soir.

Pouls fréquent, dicrote, ondulant.

Cœur. — Tendance à l'embryocardie.

Respiration : 48. Dyspnée. Toux fréquente.

A l'auscultation. — Râles sous-crépitants et sibilants à droite et en avant.

Submatité en arrière, à droite et au sommet, plus marquée à la base. A la base, obscurité avec quelques sous-crépitants.

Toute sa physionomie exprime la dépression, la torpeur, l'adynamie.

La voix est tremblotante, il y a du délire nocturne.

Température. — Le 17 juillet au soir, 40°.

—	Le 18 —	39°6-40°5
—	Le 19 —	39°4.

19 juillet. — La malade a pris 6 bains hier. — Les refroidir rapidement. — Affusion froide. — On prescrit :

Extrait de ratanhia	} ãã 5 gr.
Extrait hydroalcoolique de kola . .	
Eau de mélisse	90 gr.

20. — Température, 40°3-39°7. Pouls 100. Taches rosées très nombreuses.

Diarrhée avec du lombricoïde expulsé.

Au thorax. — En arrière, matité à la base.

L'épistaxis utérine est revenue.

Respiration : 44.

21. — Hier soir la malade était froide, le pouls petit, très fréquent, l'affaissement était très prononcé. Dans la nuit, ces phénomènes s'accentuent. Sur le matin, on fait à la malade une injection intra-veineuse de sérum artificiel de 1,200 cc. Durée de l'injection, 20 minutes.

Température avant l'injection, 39°8. Après l'injection 37°9. Une demi-heure après 38°8.

Au moment de la visite, la malade n'a pas encore uriné, et on ne constate pas la présence de la vessie au-dessus du pubis. La malade est toujours affaissée, les yeux clos. Il y a de la dyspnée. Respiration : 40. Les ailes du nez battent; narines pulvérulentes. Trémulation du maxillaire inférieur. La langue sanguinolente, rôtie, est sortie avec peine de la cavité buccale. Le ventre est plus affaissé, moins gonflé. Gargouillement dans la fosse iliaque. La malade paraît ne pas sentir.

Température dans la nuit, 40°1. Ce matin, 39°6.

L'épistaxis utérine existe toujours, on a suspendu les bains à cause d'elle.

La malade a de la peine à avaler.

Cœur. — Premier bruit, soufflant, voilé. On n'entend guère que le second bruit. Les pupilles sont rétrécies, mais encore contractiles.

On prescrit : lait au rhum — café et cognac — affusion froide; glace sur la tête et le haut du corps. On fait une injection de 1 gr. 50 de caféine et de 2 cc. d'éther.

Thorax. — Quelques râles dans la poitrine, du côté droit.

Les affusions sont faites dans la journée.

Le soir, à 4 heures, température 40°1, on donne un bain ; une heure après, affusion.

4

A 9 heures du soir 40°4, affusion — caféine 1 gramme.

A 11 heures du soir 40°5, l'agitation augmente, il y a des soubresauts tendineux.

La malade réagit vivement au moment des piqûres de caféine.

Décès à 3 heures du matin.

Autopsie le 23 — Poumons — Congestion passive intense. Hypostase surtout du côté droit ; carnification, moins marquée à gauche.

Cœur. — Volumineux, dilaté, s'étale complètement ; muscle molasse. Les deux ventricules sont distendus, surtout le droit. Décoloration considérable, teinte feuille morte même à l'extérieur. Le muscle s'effrite — Pas de lésions valvulaires — Congestion de l'aorte, et surtout des valvules. Le ventricule droit est très friable, comme du carton mouillé, il renferme quelques caillots noirs à l'intérieur.

Foie. — Légèrement volumineux, jaunâtre avec des plaques jaunes disséminées, foie graisseux.

Utérus. — Congestionné, cavité dilatée contenant du sang.

Intestin. — Dilaté. — Congestion peu marquée au niveau de l'iléon ; quelques plaques violacées seulement en rapport avec les plaques de Peyer. Psorentérie marquée et épaississement de la muqueuse dans la région du cœcum. Grosses plaques blanches. Plus loin, à 8 cent. de la valvule iléo-cœcale, plaque volumineuse, violacée, profondément ulcérée en certains points. Dans tout le reste de l'iléon, la congestion des plaques de Peyer diminue. Hypertrophie ganglionnaire dans le mésentère cœcal ; un ganglion a le volume d'une noix, les autres sont congestionnés, mollasses.

CONCLUSIONS

I. — La fièvre typhoïde à son début ne supprime pas les hémorragies menstruelles dans la grande majorité des cas; elle a même de la tendance à les provoquer.

II. — C'est aussi à ce moment que les épistaxis utérines apparaissent le plus fréquemment.

III. — Dans la période d'état de la maladie, les hémorragies menstruelles et les épistaxis utérines deviennent plus rares; elles sont exceptionnelles à la période de déclin.

IV. — La fièvre typhoïde s'accompagne toujours d'une aménorrhée consécutive, d'une durée moyenne de trois mois.

V. — La production d'hémorragies utérines au début de la dothiénentérie est le plus souvent un signe de gravité de la maladie, sans que, toutefois, on puisse voir là une relation de cause à effet.

VI. — Lorsque les hémorragies utérines se produisent dans le cours de la dothiénentérie elles aggravent le pronostic.

VII. — L'apparition des hémorragies utérines n'est pas une contre-indication à la balnéation, et leur traitement particulier est celui de toute perte sanguine par les muqueuses.

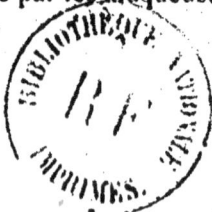

BIBLIOGRAPHIE

1. CHATELAIN. — Essai sur la menstruation considérée dans l'état de santé et dans son influence sur les maladies. Thèse Paris 1827.

2. BRIERRE DE BOISMONT. — De la menstruation considérée dans ses rapports physiologiques et pathologiques. Paris, 1812.

3. D'HEURLE. — Sur l'apparition de la menstruation pendant le cours des maladies aiguës. Paris, 1817.

4. OBERMEIER OTTO. — Beiträge zur Kenntniss der Pocken, Arch. f. path. Anat., vol. LVII, liv. 1.

5. HÉRARD. — Influence des maladies aiguës fébriles sur les règles et réciproquement. *Actes de la Société médicale des hôpitaux de Paris,* 1852.

6. GUBLER. — Des épistaxis utérines simulant les règles au début des pyrexies et des phlegmasies. Mémoires de la Société de biologie, 1862, t. 4.

7. FEUGIER. — Influence des maladies sur la menstruation et réciproquement. Thèse Paris, 1864.

8. RACIBORSKI. — Traité de la menstruation. Paris, 1868.

9. PERROUD. — Note sur les pseudo-menstruations liées aux pyrexies. *Lyon Médical,* 1870, t. V.

10 NIEMEYER. — Pathologie interne et thérapeutique. 1871, t. II, p. 693.

11 CHOUPPE. — Fièvre typhoïde à la suite d'une fausse couche, métrorragies très abondantes, mort. *Gazette obstétricale de Paris,* avril 1873.

12. BARTEL. — De la menstruation et des métrorragies dans le typhus, la fièvre typhoïde et la fièvre récurrente. Saint-Pétersbourg. Inaug. Diss., 1881.

SERMENT

En présence des Maîtres de cette École, de mes chers condisciples et devant l'effigie d'Hippocrate, je promets et je jure, au nom de l'Être suprême, d'être fidèle aux lois de l'honneur et de la probité dans l'exercice de la Médecine. Je donnerai mes soins gratuits à l'indigent, et n'exigerai jamais un salaire au-dessus de mon travail. Admis dans l'intérieur des maisons, mes yeux ne verront pas ce qui s'y passe ; ma langue taira les secrets qui me seront confiés, et mon état ne servira pas à corrompre les mœurs ni à favoriser le crime. Respectueux et reconnaissant envers mes Maîtres, je rendrai à leurs enfants l'instruction que j'ai reçue de leurs pères.

Que les hommes m'accordent leur estime si je suis fidèle à mes promesses ! Que je sois couvert d'opprobre et méprisé de mes confrères si j'y manque !

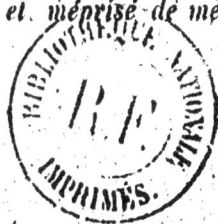

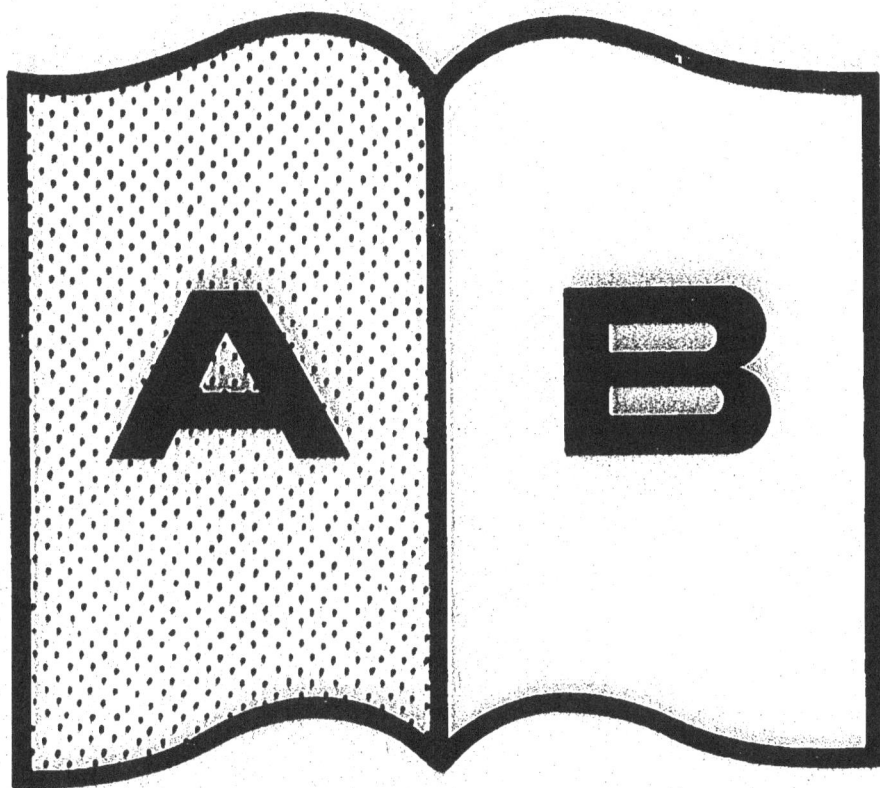

Contraste insuffisant

NF Z 43-120-14

www.ingramcontent.com/pod-product-compliance
Lightning Source LLC
Chambersburg PA
CBHW050541210326
41520CB00012B/2668